LE TRAITEMENT CHIRURGICAL

DE LA

TUBERCULOSE LARYNGÉE

RAPPORT A LA SOCIÉTÉ FRANÇAISE

D'OTOLOGIE, DE LARYNGOLOGIE ET DE RHINOLOGIE

(15 mai 1893)

PAR

A. CASTEX

Ancien Prosecteur et Chef de clinique chirurgicale à la Faculté de Médecine de Paris.

PARIS

OCTAVE DOIN, ÉDITEUR

8, PLACE DE L'ODÉON, 8

—

1893

LE TRAITEMENT CHIRURGICAL DE LA TUBERCULOSE LARYNGÉE

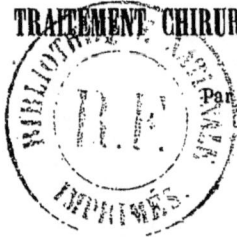

Par le Dr A. CASTEX (1).

Sans cesse aux prises avec la tuberculose du larynx et trop souvent vaincus dans la lutte, nous cherchons de tous côtés les armes qui pourraient nous assurer le succès. Le mal que nous combattons est opiniâtre. Refréné pour un temps, il reparaît plus menaçant, et si parfois nous avons réussi à nous en rendre maître au larynx, il s'installe fortement aux poumons ou dans telle autre région du corps d'où partira plus tard un retour offensif sur le larynx.

Comme pour d'autres organes, ce sont d'abord les moyens purement médicaux qui ont été mis à contribution et nous devons reconnaître qu'ils conservent encore et très utilement leurs indications précises, grâce surtout à leur effet sur l'état général.

Appliqués localement en topiques, sans autre artifice que le pinceau ou l'éponge, ils se sont montrés sans grande efficacité. Le médicament n'atteint pas toujours la lésion; puis la toux réflexe survenant, le repousse aussitôt. Il était donc naturel que les laryngologistes fissent entrer le traitement de la tuberculose laryngée dans la voie chirurgicale. Ils n'ont fait en cela que suivre le mouvement général qui élargit la sphère d'action de la chirurgie pour le plus grand avantage des malades. Sans abuser des comparaisons ni discuter ici la question de savoir si la chirurgie n'a pas été quelquefois trop loin, ne voyons-nous pas les affections

---

(1) Rapport présenté à la Société française de Laryngologie. Réunion de mai 1893.

de l'appareil génital chez la femme, du tube digestif, des voies biliaires, très heureusement modifiées par l'intervention chirurgicale.

Pourquoi n'en eût-il pas été de même au larynx ?

Dans tel cas de tuberculose laryngée, il est possible, par les procédés que je vais étudier, d'extirper radicalement le foyer tuberculeux, comme on extirpe des ganglions de même nature, ou un abcès froid encore circonscrit. L'opération en ce cas sera *curative.*

Ailleurs, l'intervention ne peut être que *palliative.* Ne pouvant enlever tout le mal, l'opération modifiera seulement l'état du larynx, curettant des ulcérations, extirpant des fongosités gênantes. Les symptômes graves (dyspnée, dysphagie) seront amoindris. Ce sera la chirurgie du symptôme.

Il n'est pas aisé de marquer exactement où finit le traite-ment médical et où commence le traitement chirurgical, d'autant que parfois les deux méthodes sont employées simultanément, se donnant un mutuel concours. Ce sera mon excuse, si malgré mon attention à n'en rien faire, j'empiétais un peu sur le terrain de notre distingué confrère le Dr Garel.

Voici, Messieurs, le plan que je me propose de suivre dans l'exposé de la question que vous m'avez fait l'honneur de me confier. Je passerai successivement en revue, d'abord les procédés en eux-mêmes, puis leurs applications. Après un historique très court pour remémorer ce qui a été fait, nous verrons ce qui se fait aujourd'hui et ce qui se fera ou du moins ce qui paraît devoir être fait encore. Je n'ai pas la prétention de n'avoir rien oublié, d'autant que je me suis occupé surtout des méthodes générales. Tels procédés qui m'ont paru peu recommandables sont cependant signalés afin d'appeler sur eux votre discussion.

En tête de cette étude, je proposerai la formule générale qui suit et que j'ai tâché de rendre nette pour qu'elle puisse guider dans la détermination des indications et contre-indications.

L'intervention chirurgicale est applicable à la tuberculose du larynx sous cette triple condition :

1° Quand le traitement médical est insuffisant;

2° Quand l'état local l'indique;

3° Quand l'état général ne le contre-indique pas.

HISTORIQUE

Asclépiade de Bithynie qui exerçait la médecine à Rome dès le commencement de l'ère chrétienne est généralement considéré comme l'inventeur de la trachéotomie. Il la voulait transversale dans la crainte que les anneaux de la trachée incisés ne se réunissent pas.

Avant lui, Hippocrate (1), précurseur de l'intubation, s'était borné à conseiller, dans les cas d'asphyxie laryngée, l'usage de longues sondes molles que l'on introduisait à travers la glotte.

Il semble donc que l'invention de la trachéotomie appartient bien au médecin romain, et nul doute, étant connue la fréquence de la phtisie laryngée, qu'il n'ait eu l'occasion de l'appliquer à cette affection.

Cette opération, comme beaucoup d'autres, fut condamnée à ses débuts, et, taxée de criminelle par Cœlius Aurelianus, elle tombe en défaveur pendant une longue période de siècles. Enfin, en 1837, Trousseau et Belloc, dans leur important *Traité de la phtisie laryngée*, établissent les indications et la technique de la trachéotomie.

Malgré l'apparition du laryngoscope, les interventions restent timides. On s'en tient aux topiques divers.

En 1880, le Prof. Schmidt (de Francfort), frappé de ce que dans les cas de dysphagie douloureuse l'épiglotte et la région des aryténoïdes étaient habituellement infiltrées, proposa la scarification de ces parties, mais les résultats ne répondirent pas à son attente.

L'année suivante (1881), Jellinek rendait un signalé

_____

(1) Hippocrate. *De Morb.*, lib. III, ch. II.

service aux laryngologistes et à leurs malades en découvrant l'action anesthésiante de la cocaïne.

La communication d'Heryng (de Varsovie) au Congrès de Berlin (en 1886) marque un important progrès dans la cure chirurgicale de l'affection qui nous occupe. Est-il utile de rappeler qu'utilisant le curettage, puis les applications d'acide lactique dont le professeur Krause (de Berlin) avait démontré l'action élective sur les éléments tuberculeux, il a produit les beaux résultats que voici :

1° Sur 12 cas d'inhalations tuberculeuses du larynx, 8 guérisons et 4 améliorations ;

2° Sur un larynx curetté dont il put faire l'autopsie, le sujet ayant succombé à une pleurésie tuberculeuse, les anciennes ulcérations étaient remplacées par de solides cicatrices. Virchow, qui examina ce larynx, fut bien d'avis qu'il s'agissait de lésions tuberculeuses guéries par cicatrisation.

La méthode d'Heryng a donné d'excellents résultats en d'autres mains, et nous la voyons adoptée et prônée par Lennox-Browne (de Londres) (1), Krause (de Berlin) (2), Scheinmann, Moritz Schmidt, Schnitzler, Gouguenheim et autres.

Ce n'est pas que la question du traitement chirurgical de la tuberculose laryngée soit complète et fixée. Elle était à l'ordre du jour au Congrès de Berlin en 1890, comme elle le sera encore au Congrès de Rome en septembre prochain. C'est dire que son intérêt est grand et j'ai hâte de l'aborder après avoir marqué ses principales étapes. Avant d'aller plus loin je dois citer l'excellente thèse du Dr Hélary (3) qui vient de paraître sur la question. J'y ai trouvé nombre de documents consignés dans mon rapport.

(1) Congrès de Washington 1887.
(2) Congrès de Wiesbaden 1889.
(3) HÉLARY. *Traitemen chirurgical de la tuberculose laryngée,* Paris, 1893.

OPÉRATIONS CURATIVES

Pour qu'elles soient applicables, il faut :

1º Que la tuberculose soit primitive et exclusive au larynx. Ces cas ne sont plus niables, je crois, grâce aux travaux de Schech, Mandl, Frænkel et autres. Opérer le larynx d'un tuberculeux pulmonaire par trop atteint, ce serait exposer le malade à une aggravation, à une sorte de coup de fouet sur tous les autres foyers bacillaires de son organisme. On peut lire dans la thèse d'Hélary une intéressante observation de Lermoyez sur un homme de quarante-un ans atteint de tuberculose pulmonaire torpide qui à la suite d'un curettage unique fut emporté dans l'espace de deux mois par des symptômes de tuberculose subaiguë, sans qu'on pût admettre une tuberculisation généralisée; seul le poumon avait subi le contre-coup du curettage.

2º Il faut aussi que les lésions soient circonscrites afin que l'intervention puisse être complète. Une opération incomplète risque d'être plutôt nuisible. Elle irrite les lésions qu'elle n'a pas fait disparaître. C'est là une règle générale de chirurgie.

Nous pouvons poursuivre la cure radicale au moyen de trois opérations distinctes : le curettage; la laryngotomie; la laryngectomie.

I. — CURETTAGE

Le curettage (curettement des Allemands, évidement d'Heryng) est à utiliser dans le cas d'ulcérations circonscrites, d'infiltrations, de fongosités éparses.

Les curettes dont nous disposons sont simples ou doubles :

a) Curettes simples.

1º La curette de Krause, en demi-cylindre, rappelant celle de Récamier pour l'utérus.

2º La curette d'Heryng dont le tranchant oblique permet d'agir profondément, tandis qu'avec son manche non flexible on peut déployer une certaine force. Heryng a quatre curettes de grandeurs différentes qui s'adaptent sur le même manche et qu'une vis particulière permet de tourner dans les diverses directions voulues. C'est un excellent instrument, me paraît-il.

Ces curettes simples, très utiles quand il faut agir sur un point fixe comme les parties antérieure et postérieure de la portion sus-glottique du larynx, deviennent insuffisantes pour des parties sans fixité comme le bord libre de l'épiglotte ou le sommet des aryténoïdes. C'est pour ces cas qu'existent les curettes doubles qui fixent la partie avant de l'exciser.

b) Curettes doubles.

1º Curette double de Krause. Deux cupules fenêtrées, à bords tranchants, sont portées chacune par une tige. Les deux tiges se réunissent plus loin en une seule qui glisse dans un tube creux; suivant que cette tige monte ou descend dans le tube creux, grâce à un mouvement de pédale, les curettes se rapprochent ou s'éloignent l'un de l'autre.

2º Curette double de Gouguenheim. Elle rappelle la précédente, mais avec ce perfectionnement que l'une des cupules peut être emboîtée par l'autre. L'excision en est facilitée.

3 Curette de Landgraff. Les cupules sont placées transversalement sur la tige.

4º Pince-emporte-pièce de Ruault.

TECHNIQUE DU CURETTAGE

Avant tout il y a lieu de désinfecter, pendant cinq à six jours environ, le champ opératoire. Un larynx ulcéré par la tuberculose contient, outre les bacilles de Koch, divers microbes venus de la bouche ou des bronches, et il importe de se précautionner contre les associations microbiennes.

Deux bons moyens sont les insufflations de poudre d'iodoforme très fine pratiquées matin et soir, ou des irrigations, avec la seringue de Behaag, d'huile créosotée au dixième. On les fait tous les matins. Quelques-uns de nos confrères,

M. Moure en particulier, se sont montrés hostiles aux insufflations d'iodoforme. Avant l'opération il faut soigneusement
cocaïniser le larynx avec des attouchements de la solution
à 1/5 et même à 1/3, à l'aide du porte-éponge ou du porte-
ouate laryngien, jusqu'à ce que l'organe se montre insensi-
bilisé au toucher. Le menthol produit une insensibilisation
plus prolongée, mais il détermine une sensation de froid qui
le fait repousser par quelques malades. On peut employer la
solution huileuse à 20 pour 100.

Il va sans dire que les diverses curettes seront préalablement stérilisées suivant les procédés connus.

La curette introduite sur la lésion à détruire, on l'appuie
fortement et on la retire brusquement de manière à agir en
profondeur.

Pour les végétations polypiformes interaryténoïdiennes,
Heryng recommande une sorte de couteau triangulaire,
analogue à celui de Gottstein.

La curette trouve bien son application dans cette forme
papillomateuse, envahissante, que Gouguenheim, Tissier et
Glover (1) ont décrite sous le nom de laryngite tuberculeuse
à forme scléreuse et végétante.

S'agit-il de lésions sises sur des portions mobiles, on a
recours aux curettes doubles de Krause, ou autre.

Si l'on a affaire à une tuberculose circonscrite telle qu'un
de ces pseudo-polypes signalés par Avellis, ou à une aryté-
noïdite du sommet qui gêne la déglutition, on peut remplacer
les curettes par les pinces simples à polypes (pinces de
Mackensie, de Fauvel, de Schrœtter, de Gottstein, de Suarez
de Mendoza, ou par les pinces coupantes de Gouguenheim
qui permettent d'exciser une portion de la région aryténoïdienne. Stœrk a publié récemment un cas de cure complète
par l'extirpation simple mais répétée de masses tuberculeuses.

La guillotine de Stœrk peut aussi rendre des services dans
tel cas donné.

(1) GOUGUENHEIM et GLOVER. *Laryngite tuberculeuse à forme scléreuse et
végétante*. Paris, 1890.

Les écraseurs de Tobold, de Johnson, sont moins recommandables (I).

Si l'on juge convenable de faire plusieurs prises dans la même séance, il faut à nouveau cocaïniser l'organe.

Dès que le malade témoigne de la fatigue et que son larynx devient irritable, le mieux est de remettre à quelques jours plus tard. On évite ainsi la nécessité d'une interruption prolongée qui reculerait de beaucoup le terme de la cure.

Quel que soit le mode d'extirpation employé, il faut ensuite toucher énergiquement la surface cruentée soit à l'acide lactique, suivant la méthode de Krause et d'Heryng, — cet agent est à la fois antiseptique et caustique, — soit au naphtol camphré. Si l'on a recours à l'acide lactique, il est mieux de cocaïniser d'abord pour éviter douleurs et spasmes. Cet agent m'a souvent donné d'excellents résultats. Je l'emploie à 1/2 d'abord, puis à parties égales.

Durant les jours qui suivent, on reprend, à titre de pansement, les insufflations d'iodoforme, ou, si l'on est hostile au système des insufflations, les injections d'huile créosotée, dont j'ai déjà parlé pour la désinfection préliminaire.

Pour ne pas surcharger mon rapport, je laisse de côté ce qui a trait au lupus, cette affection si proche parente de la tuberculose, mais non sans indiquer que le traitement chirurgical, le curettage en particulier, lui a été appliqué avec utilité (Marty, thèse de Paris 1888).

L'iodol, le gaïacol, la pyoctanine, ne se montrent pas préférables à l'iodoforme pour les pansements consécutifs.

Pour les cas où la cocaïsation n'assurerait pas l'immobilité du larynx, on pourrait recourir au spéculum dilatateur des cordes vocales et élévateur de l'épiglotte, inventé par Dionisio (de Turin) (2) pour les opérations endo-laryn-

---

(1) A titre tout à fait exceptionnel, je signale un cas de palmature cicatricielle, sise sur l'angle antérieur de la glotte, et consécutive à des ulcérations tuberculeuses guéries, qui comportait le traitement spécial de ce genre de lésion. Elle appartient au Dr Krause qui l'a consignée dans sa thèse (Th. de Paris 1892).

(2) Ignace DIONISIO. *Annales des Maladies de l'oreille et du larynx*, avril 1892, p. 254.

giennes et sous-glottiques. Je signalerai pourtant l'inconvénient dont parle l'inventeur lui-même : la déglutition étant empêchée par le dilatateur, la salive s'accumule dans le sinus piriformis et de là coule dans le larynx. On pare à cet inconvénient en épongeant souvent la salive avec un porte-ouate.

II. — LARYNGOTOMIE

Cette opération, qui porte aussi le nom de laryngofissure, a été proposée par Desault pour les tumeurs du larynx en général.

Elle est totale ou partielle, verticale ou transversale.

Peu employée jusqu'à présent, elle semble digne d'une plus fréquente utilisation.

Déjà, avant l'antisepsie, elle avait donné de bons résultats. Dès 1859, Prat, chirurgien de la marine, la pratiquait chez un tuberculeux pulmonaire. Son malade portait à la face inférieure de l'épiglotte une tumeur bien vraisemblablement tuberculeuse qui empêchait l'alimentation. La laryngotomie sous-hyoïdienne (procédé de Malgaigne et Vidal de Cassis) fut pratiquée et l'opéré, notablement amélioré, malgré l'état de ses poumons, ne succomba que bien plus tard à son affection générale.

Depuis, Hopman (1), Gester (de New-York) (2), ont appliqué avec un réel succès la laryngofissure à des larynx tuberculeux.

Si donc les lésions pour des motifs variés sont inabordables par les moyens précédents, pourquoi, avec la sécurité que donne aujourd'hui la technique chirurgicale, ne pas appliquer au larynx les méthodes qu'on applique avec tant de succès à d'autres organes, pourquoi ne pas ouvrir le larynx?

C'est ici, Messieurs, que je crois pouvoir apporter une contribution personnelle à la question qui nous occupe.

(1) Karl BECKER. *Statistique de la laryngofissure. (Münch. med. Wochenschrift*, 23-30 avril 1889.)

(2) CLARENCE RICE. *Archives de Laryngologie.*

Frappé, ainsi que beaucoup d'autres, de l'insuffisance ou de la difficulté de notre intervention sur certaines espèces de laryngopathies, j'ai étudié depuis quelque temps la question générale de la laryngotomie pour être en mesure de l'appliquer à bon escient à tel cas qui pourrait se présenter dans ma pratique. Je comptais même vous parler d'une laryngite tuberculeuse traitée par la laryngotomie ; des circonstances indépendantes de ma volonté s'y sont opposées. Permettez-moi du moins de consigner ici le résumé des notions que j'ai acquises par des recherches de médecine opératoire sur le cadavre. Leur application à l'homme vivant et au larynx tuberculeux en particulier peut se présenter d'un jour à l'autre.

Dans mes recherches, j'ai surtout voulu voir quelles facilités et quelle largeur d'accès donnaient toutes les combinaisons possibles de la taille laryngée.

Etudions les diverses coupes en examinant successivement les tailles verticales et transversales.

La laryngotomie verticale et médiane est la plus usitée. On la fait totale ou partielle. Totale, elle donne un large accès ; mais partielle, que donne-t-elle ?

La *thyrotomie médiane* pratiquée sur deux sujets âgés m'a donné un écartement transversal de 15 millimètres. C'est assez à la rigueur ; mais si on y ajoute la section verticale des membranes thyro-hyoïdienne et thyro-cricoïdienne, on arrive à un écartement de 30 millimètres. L'ouverture est alors largement suffisante, si surtout on examine d'abord l'intérieur droit du larynx, puis l'intérieur gauche, en jouant habilement des écarteurs.

La *cricotomie médiane* serait une bonne voie pour les lésions sous-glottiques, mais l'accès qu'elle donne est restreint : même en y ajoutant la section verticale de la membrane crico-thyroïdienne, la brèche qu'on ouvre dans le larynx ne représente, après écartement, qu'un triangle équilatéral, à base inférieure, dont les côtés mesurent en moyenne 15 millimètres.

La *thyrotomie verticale et latérale* que j'ai essayée se

fait aisément pourvu que l'incision à la peau soit assez prolongée. La lame latérale du cartilage thyroïde est facile à couper; puis, cette section faite, les parties molles intra-laryngiennes se décollent bien, en arrière et en avant, même jusqu'au delà de la ligne médiane antérieure, que le décollement entraîne ou non le périchondre. En se tenant exactement sur le milieu de la face latérale, on laisse en arrière le nerf laryngé externe. Il y aurait peut-être là une voie à tenter pour aborder les ventricules.

Au nombre des tailles transversales, il convient de mentionner :

La *laryngotomie sous-hyoïdienne* (de Malgaigne). Je l'ai étudiée sur trois sujets (vieillard, adulte, enfant de six ans et demi). Le bistouri rase exactement le bord inférieur de l'hyoïde. L'incision des couches sous-cutanées n'a pas besoin de dépasser les limites du corps de l'os. En traversant des couches médiocrement épaisses, on entre dans le pharynx et on tombe sur la face antérieure de l'épiglotte. Richet désignait justement cette opération sous le nom de pharyngotomie. Cependant même en tirant en avant le bord libre de cet opercule, on n'a qu'un étroit accès dans le larynx lui-même, car l'épiglotte reste bridée par divers replis et ne peut être renversée en avant. Cette opération toutefois permet bien d'aborder l'épiglotte.

La *laryngotomie sus-thyroïdienne* (de Follin) se pratique en rasant le bord supérieur du cartilage thyroïde. Traversant des couches épaisses, elle passe exactement entre l'attache inférieure de l'épiglotte en haut et la partie la plus élevée des bandes ventriculaires en bas. Inutile de la prolonger jusqu'aux cornes supérieures du cartilage thyroïde qui sont là comme pour défendre la carotide de l'atteinte du bistouri. Cette taille que j'ai pratiquée deux fois m'a paru une excellente opération. Elle donne un abord large sur la face postérieure de l'épiglotte, les bandes ventriculaires, l'entrée des ventricules, la face supérieure des cordes vocales. Ces deux tailles n'atteignent ni l'hypoglosse qui est au dessus, ni le laryngé supérieur qui est en arrière.

La *thyrotomie transversale* peu employée jusqu'ici est peut-être trop dédaignée. Je l'ai vu pratiquer à Vienne, par Billroth, pour une tumeur intra-laryngée, avec un plein succès opératoire. L'important est de passer entre les bandes ventriculaires et les cordes vocales pour ne pas toucher à ces dernières.

J'ai pris sur 11 sujets des mensurations dans le but de fixer en quel point exact de la hauteur du thyroïde s'attachent en avant les cordes vocales. Ces recherches, dont je ne consigne ici que le résultat, établissent que, en moyenne, l'attache des cordes vocales se fait dans l'angle thyroïdien à l'union des deux cinquièmes supérieurs et des trois cinquièmes inférieurs de sa hauteur. Par exemple : sur un thyroïde dont la hauteur antérieure est de 20 millimètres, les cordes s'attachent à 8 millimètres au dessous de l'extrémité supérieure. Ceci s'entend de l'extrémité supérieure du bord thyroïdien antérieur ; ce point de repère étant moins variable que la partie la plus élevée du bord supérieur de ce cartilage.

Ainsi renseigné sur le niveau où doit porter la section, j'ai fait sur le cadavre plusieurs thyrotomies transversales. Or c'est seulement en arrivant près des bords postérieurs que le bistouri rencontre un peu de résistance, en raison de l'ossification précoce de cette partie. On ouvre largement de la sorte la cavité laryngienne qui laisse bien voir ses coins et recoins. Point important : la section exactement pratiquée au niveau que j'indique (union des deux cinquièmes supérieurs et des trois cinquièmes inférieurs) n'atteint ni les cordes vocales, ni les bandes ventriculaires, pourvu qu'on prenne au cours de la section quelques moyens de précaution ; les aryténoïdes non plus ne sont pas entamés. Une fois, sur un sujet jeune, j'ai pu en pesant avec l'index sur l'angle antérieur du segment thyroïdien supérieur, après que la section eut été faite, et grâce à l'élasticité cartilagineuse, refouler, rentrer cet angle jusqu'à lui faire toucher l'espace interaryténoïdien et sans produire la moindre fracture. J'avais alors la glotte au premier plan du champ opératoire, merveilleusement en vue. La pression de mon index cessant, tout reprenait sa place. Il y a là une facilité d'intervention que je crois devoir signaler, encore qu'elle ne soit applicable qu'à de jeunes sujets. Chez de plus âgés ce refoulement de la partie médiane du cartilage en arrière ne se fait pas sans fractures.

Section transversale de la membrane thyro-cricoïdienne. — A ce niveau le bistouri coupe les muscles inté rieurs du larynx, le nerf laryngé externe. Il entame même la partie basse des cordes vocales. L'écartement des deux segments est faible. La cicatrisation exposerait à des sténoses. Elle n'est donc pas recommandable.

Section transversale du cricoïde. — Comme la précédente, elle passe en plein dans les muscles et mérite la même exclusion.

Section transversale sous-cricoïdienne. — En rasant de très près le bord inférieur du cricoïde, on n'atteint pas d'organe important, le récurrent étant en arrière. On voit très bien la région sous-glottique. Cette section permet en outre de bien voir le tiers supérieur de la trachée. — N'y aurait-il pas là une voie commode en certains cas ?

Je m'arrête après ce simple exposé de mes recherches sur la laryngotomie. Je les ai consignées ici parce qu'elles m'ont paru applicables à tel cas d'ouverture du larynx pratiquée en vue d'atteindre des foyers tuberculeux.

J'espère pouvoir une autre fois vous parler de résultats obtenus sur le vivant; je les poursuivrai d'autant plus volontiers, l'indication se présentant, que j'aurai préalablement exploré ma route.

Ainsi : 1º Pour aborder la face antérieure de l'épiglotte : la laryngotomie sous-hyoïdienne de Malgaigne.

2º Pour arriver sur les parties sus-glottiques : la laryngotomie sus-thyroïdienne de Follin.

3º Pour agir sur la région glottique : la thyrotomie verticale médiane ou la thyrotomie transversale (à la rigueur la thyrotomie verticale-latérale).

4º Pour les parties sous-glottiques : la sous-cricoïdienne transversale.

Jusqu'à présent, les chirurgiens qui ont ouvert le larynx ont presque tous, à l'exception de Cutter, Balassa, Serres (de Montpellier), fait la trachéotomie préalable. L'expérience que l'on a de l'opération n'est peut-être pas encore suffisante pour qu'il ne soit pas un peu téméraire de se dispenser de la trachéotomie, mais il me semble qu'à l'exemple de Köhler (1), le mieux est d'opérer en une seule séance, avec une seule incision. On fait ainsi une sorte de laryngo-trachéotomie à la partie inférieure de laquelle on place une canule obturante comme celle de Trendelenburg. On sait qu'à l'exemple de Billroth, Novaro, Dupont (de Lausanne), Gardner, M. Périer a fait même, avec succès, la laryngectomie sans trachéotomie préable (2).

III. — LARYNGECTOMIE

La laryngectomie est à proscrire jusqu'à plus ample informé. Les opérations de Gussenbauer, Kocher, Mac Leod, Jordan Lloyd, n'ont donné que des résultats déplorables. Mais, encore une fois, le jugement n'est pas sans appel, puisque nous voyons des laryngologistes de l'importance de Frænkel et Massei la préférer encore à la trachéotomie dans le cas de tuberculose exactement circonscrite du larynx.

OPÉRATIONS PALLIATIVES

La chirurgie peut encore soulager certains malades pour lesquels on désespère de la cure radicale.

Au nombre des moyens chirurgicaux palliatifs figurent :

1° *Le curettage.*

Il combat efficacement la dyspnée en débarrassant la cavité laryngienne des végétations polypiformes qui l'obstruent. Personnellement je l'emploie suivant la technique indiquée plus haut, et je reconnais lui devoir des amélio-

(1) KÖHLER. *Berlin. klin. Wochensch.*, n° 8, 22 février 1892.
(2) PÉRIER. *Bull. de la Soc. de Chir.*, 1890, p. 262.

rations qui malheureusement sont trop souvent temporaires. Il serait imprudent d'y recourir si le malade en était arrivé à l'asphyxie avec cornage, à moins qu'on ne fît au préalable la trachéotomie. Le curettage atténue également la dysphonie (Hélary).

2° *L'incision avec grattage d'abcès froids* et l'extirpation de séquestres sont surtout applicables à l'extérieur du larynx.

3° *L'extirpation à la pince coupante.* Elle s'applique au cas où il importe de prendre un foyer tuberculeux sur une partie mobile du larynx. M. Gouguenheim l'emploie volontiers pour enlever des portions d'épiglotte ou de régions aryténoïdiennes dont l'infiltration ou l'ulcération détermine de l'odynophagie. Elle a donc surtout son indication dans les cas de périchondrite aryténoïdienne que décèlent l'infiltration de la muqueuse correspondante, la moindre mobilité de l'aryténoïde et de sa corde vocale.

4° *La trachéotomie.* A titre palliatif est-elle utile? Nul doute, s'il s'agit d'arracher le malade à la mort imminente; mais c'est encore au point de vue des suites éloignées que la question se pose. En d'autres termes, un tuberculeux bénéficie-t-il de ce détournement du courant de l'air et de l'exonération de fonction qui en résulte pour le larynx? Morell-Mackensie, Astier, Moure répondent non, avec la plupart des auteurs, au contraire de Beverley Robinson qui la prône dès le début de la maladie et de Kuttner qui a rapporté une observation de son heureuse influence sur les lésions laryngées (1). Je n'ai pas eu à m'en louer de même. Chez les tuberculeux auxquels je l'ai pratiquée, le seul résultat obtenu a été la cessation de la dyspnée. Eugène Kraus déconseille l'emploi des canules fenêtrées sur la convexité parce que les fongosités tuberculeuses peuvent s'avancer dans cette fenêtre, et, quand on retire la canule, des écoulements de sang sont à craindre. En pratiquant la trachéotomie, il faut éviter d'approcher trop du larynx pour ne pas placer la canule au voisinage des périchondrites. On

(1) KUTTNER. *Berliner klinische Wochenschrift,* n° 35 (31 août 1891).

insensibilise la région avec une injection sous-cutanée de la
solution de chlorhydrate de cocaïne à 4 pour 100.

5° *Le tubage.* Je ne fais que le signaler parce qu'il n'est
pas d'ordre véritablement chirurgical et que malgré son
emploi par Massei, Dillon, Brown, Hopkins (1), ses indications et résultats dans la phymie laryngée sont peu connus.
On peut craindre qu'il soit irritant pour le larynx et amène
des ulcérations.

Les résultats du traitement chirurgical sont encourageants,
puisque les travaux de Krause, d'Heryng, de Luc (2), ont
montré par la clinique et le microscope la curabilité de la
tuberculose laryngée.

Les lésions pulmonaires même, si elles ne rétrocèdent pas,
s'arrêtent pour un temps; l'opéré peut avaler enfin les
aliments et on le voit augmenter de poids.

Malheureusement, les récidives sont à craindre, même
après le traitement le plus complet.

COMPLICATIONS

En général, si l'intervention a été conduite avec les règles
d'antisepsie préliminaire et consécutive que j'ai mentionnées,
aucun accident ne se produit. La tolérance du larynx
tuberculeux pour les opérations est même digne de
remarque. Tout au plus, après le curettage, l'opéré ressent-il
un peu de douleur au larynx avec propagation aux oreilles,
douleur que la cocaïne calme aisément, ou bien la muqueuse
laryngée se tuméfie un peu, temporairement. Par contre,
l'opéré est délivré des accès de suffocation qui rendaient ses
nuits si pénibles.

Comme complications possibles, il faut pourtant signaler :

1° Le spasme du larynx, à redouter surtout chez les
nerveux. Hélary mentionne un cas intéressant où le spasme

---

(1) Hopkins. *Intubation for stenosis in tubercular laryngitis.* (*New-York
med. Journ.*, février 1892.)

(2) Luc. Congrès de Berlin, août 1890.

semblait atteindre les muscles bronchiques, car malgré la trachéotomie, le malade avait des accès d'oppression dès qu'on lui touchait le fond de la gorge. Si le spasme se montre, on serre l'une contre l'autre les lèvres du malade, l'obligeant à respirer par le nez, et si ce moyen ne suffisait pas on lui ferait inspirer quelques bouffées de chloroforme ou d'éther. Luc a dû, dans un cas, aller jusqu'à la trachéotomie;

2º L'œdème de la glotte ou mieux l'infiltration œdémateuse de toutes les parties peu serrées du revêtement interne laryngien. Cet accident est rare, mais il impose de tenir les opérés en sévère surveillance et de pratiquer la trachéotomie si le danger pressait;

3º Une répercussion sur le poumon a pu se produire. Lermoyez (thèse d'Hélary) cite un cas de curettage suivi de l'accélération rapide et fatale d'une tuberculose pulmonaire qui jusqu'alors s'était montrée torpide. L'histoire du traitement chirurgical appliqué à la tuberculose du larynx n'offre pas encore les faits de généralisation que le Prof. Verneuil a signalés pour d'autres tuberculoses locales.

INDICATIONS ET CONTRE-INDICATIONS

Envisageons maintenant les principaux cas de tuberculose laryngée pour lesquels on peut songer aux méthodes chirurgicales, et voyons quel moyen convient le mieux à telle variété.

1º Supposons d'abord des cas de tuberculose primitive avec lésions pulmonaires nulles ou du moins sans importance relative.

a) Si la lésion est circonscrite sous forme de tumeur comme les pseudo-polypes décrits par Avellis (de Francfort), la pince coupante suffit, à la condition de toucher ensuite au galvanocautère le lieu d'implantation de la tumeur.

b) Les lésions sont-elles plus étendues, en nappe, il y a lieu de recourir au curettage, à moins que la mobilité des parties (épiglotte, aryténoïdes) n'impose la pince coupante.

c) Si le curettage n'a pas suffi ou si les lésions sont d'un abord difficile, on envisagera l'opportunité de la laryngotomie pour employer, s'il y a lieu, la variété de taille laryngée qui correspondra le mieux au siège des foyers tuberculeux.

d) La laryngotomie ne me paraîtrait permise que si tous les moyens précédents ayant échoué, le malade était menacé de mort par l'envahissement de la tuberculose ou par les fâcheux symptômes de la bacillose laryngée.

2° Supposons en dernier lieu le cas du tuberculeux dont poumons et larynx sont atteints ensemble.

Le curettage est ici le moyen préférable. Il enlève les fongosités, rend moins douloureuses les ulcérations et désinfecte en partie le larynx des microbes variés qui l'habitent.

La trachéotomie n'est alors qu'un pis-aller dont il ne faut user qu'en cas d'asphyxie menaçante.

INDEX BIBLIOGRAPHIQUE

Trousseau et Belloc. — Traité de la phtisie laryngée (1837).

Gussenbauer (de Prague). — *Centralb. für Chirurgie*, n° 45, 1882.

Kocher (de Berne). — Lettre à Solis-Cohen, 24 sept. 1883.

Mac-Leod. — *Ind. med. Gaz.* vol. XVIII, 1883.

Jordan-Lloyd. — *Lancet*, 29 nov. 1884, p. 971.

Heryng. — Curabilité de la phtisie du larynx (1888).

Marty. — Lupus du larynx (Th. de Paris 1888).

Gouguenheim et Tissier. — Phtisie laryngée (1889).

Luc. — Congrès de Laryngologie de Paris (1889).

Sajous — *Universal med. Sc. Philadelph.*, 1889, t. III, p. 304.

Luc. — Curabilité de la tuberculose laryngée par le traitement chirurgical (Congrès de Berlin, août 1890).

Moure. — Leçons sur les maladies du larynx (1890).

Trow (C.). — Diagn. et traitement local de la phtisie laryngée (*New-York med. Rec.*, 19 juillet 1890).

Bryson-Delavan (D.). — Traitement chirurgical de la laryngite tuberculeuse (*N.-Y. med. Rec.*, 8 novembre 1890).

Pinçonnat. — Extirpation du larynx (Th. de Paris 1890).

Dundas Grant (J.). — Un cas de laryngite tuberculeuse du type proliférant, simulant le papillome (*Journ. of Lar. and Rhin.*, juillet 1891).

Robertson. — Trachéotomie dans la phtisie laryngée (*Brit. med. Journ.*, 17 octobre 1890).

Avellis (G.). — Tumeurs tuberculeuses du larynx (*Deuts. med. Woch.*, n°s 32 et 33, 1891).

Quant aux *contre-indications*, nous les trouvons surtout dans l'état pulmonaire et général du malade : tuberculose pulmonaire au troisième degré, amaigrissement marqué, perte des fonctions digestives, absence de sommeil, température élevée, indocilité du patient. Elles s'affirment d'autant plus que l'opération à tenter est plus importante. Les cas de tuberculose à marche rapide sont défavorables à l'opération. L'hybridité (coexistence de syphilis) ne contre-indique pas l'intervention opératoire.

En somme, pour me résumer : le curettage souvent et la laryngotomie quelquefois sont les deux méthodes de choix lorsque s'impose le traitement chirurgical de la tuberculose laryngée, et c'est principalement à la deuxième période de l'affection que ces divers moyens trouvent à s'employer.

A l'occasion de ce rapport, j'ai fait par correspondance une

Kuttner (A.). — Influence de la trachéotomie sur les affections laryngées (*Berl. klin. Woch.*, 31 août 1891).

Grünwald. — Chirurgie des voies aériennes supérieures et de leurs annexes (*Münch. med. Woch.*, 19 novembre 1891).

Serret (R.). — Traitement des ulcérations du larynx par la résorcine (*Siglo medico*, 1er février 1891).

Eliasberg. — Disparition spontanée d'un papillome du larynx après trachéotomie (*Journ. of Laryng.*, n° 6, 1891).

Ferreri. — Sur le traitement de quelques lésions scrofuleuses du larynx (*Arch. ital. di Ped.*, juillet 1891).

Mackensie (J. N.). — Néoplasmes laryngo-trachéaux de la tuberculose (*N.-Y. med. Rec.*, 3 oct. 1891).

Kafemann (de Dantzig). — Traitement chirurgical de la phtisie laryngée (Leçon d'ouverture, 13 juin 1892).

Kraus (E.). — Traitement des sténoses tuberculeuses du larynx (*Allg. Wiener med. Zeit.*, 19 et 26 juillet et 2 août 1892).

Gouguenheim. — Traitement de la tuberculose du larynx (*Revue générale de Clinique et de Thérapeutique*, n° 6, p. 83, 10 février 1892).

Kraus (Eugène). — Des rétrécissements tuberculeux du larynx et de leur traitement (Th. de Paris 1892).

Krause (de Berlin). — Sur les résultats des plus récentes méthodes de traitement dans la tuberculose du larynx.

Hopkins. — Intubation for stenosis in tubercular laryngitis (*N.-York med. Journ.*, février 1892).

Hélary. — Traitement chirurgical de la tuberculose laryngée (Th. de Paris 1893).

petite enquête auprès de quelques confrères avec lesquels j'ai pu nouer des relations scientifiques au cours de voyages en Autriche et en Allemagne.

Le Prof. Krause (de Berlin), le Prof. Schnitzler (de Vienne), Hajek, Schnitzler fils, m'écrivent qu'il ne se fait chez eux rien qui ne soit connu déjà. Le Prof. Schmidt (de Francfort), m'a répondu qu'il fait faire annuellement une statistique des cas guéris par le curettage et l'acide lactique et qu'il obtient en moyenne 20 pour 100 de guérisons, mais qu'il constate un assez grand nombre de rechutes.

Ce sont précisément les statistiques qui font le plus défaut dans la question.

Il reste donc encore beaucoup à faire sur le traitement de la tuberculose laryngée. Entre autres recherches, Messieurs, j'ai commencé à voir ce que nous pourrions obtenir en appliquant au larynx la méthode sclérogène du Prof. Lannelongue. Vous connaissez peut-être les remarquables résultats de transformation fibreuse qu'il doit à ses injections de chlorure de zinc. Les aurons-nous aussi et comment y arriver? C'est ce que j'espère pouvoir vous dire dans une de nos réunions ultérieures.

Il va sans dire que les bons résultats du traitement chirurgical seront préparés et consolidés par un traitement médical bien entendu, et qu'au sortir de l'opération le sujet devra, si ses moyens le lui permettent, user des meilleurs reconstituants.

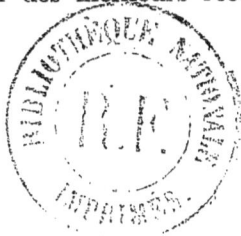